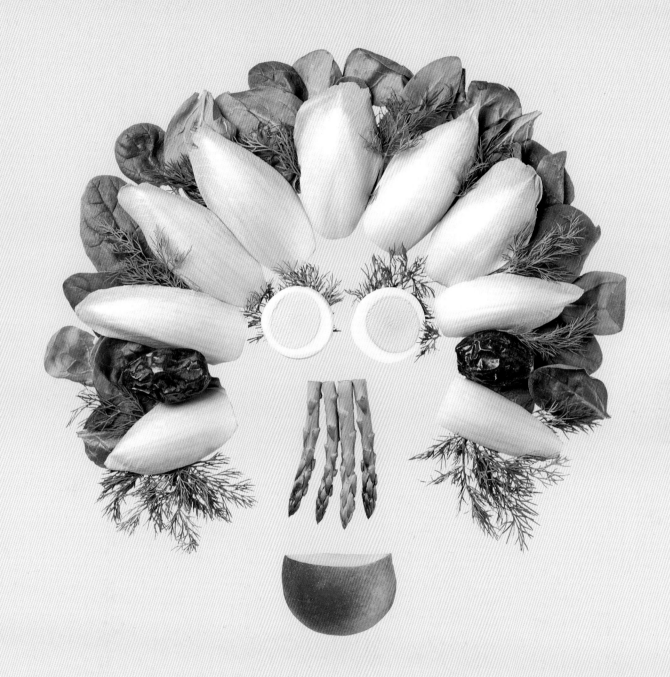

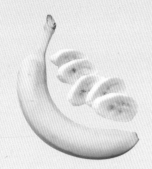
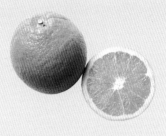

Moonstone Press LLC

Executive Editor/ Editora ejecutiva: Stephanie Maze

Senior Editor/ Editora: Karin Kinney

Spanish Editor/ Editora de español: Madelca Domínguez

Art Director/ Directora de arte: Alexandra Littlehales

Photographer/ Fotógrafa: Renée Comet

Assistant Photographer/ Asistente de fotografía: Matt Batista

Translator/ Traductora: Alicia Fuentes-Gargallo

A special note of thanks to Dr. Jean Mitchell, retired Maryland Principal,
and Edie Wiltsee, Director of Nutrition, Monterey County California WIC Program
for their invaluable help in this project.

Una nota de agradecimiento especial a la Doctora Jean Mitchell, Directora en Maryland
ya jubilada y también a Edie Wiltsee, Directora del programa WIC de nutrición del condado de
Monterrey en California, por su valiosa ayuda en este proyecto.

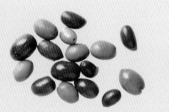
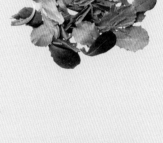

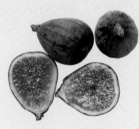

Library of Congress Cataloging-in-Publication Data
Healthy foods from A to Z = Comida sana de la a A la Z / executive editor
= editora ejecutiva, Stephanie Maze. -- 1st ed.
p. cm.
In English and Spanish.
Summary: Nutritious foods presented in an alphabetical order form with healthy food faces depicting a
variety of emotions for children ages 3 and up. The faces are surrounded by colorful food icons with vocabulary
in both languages. Includes activities for children and a nutritional glossary for parents. -- Provided by publisher.
ISBN 978-0-9834983-4-6 (paperback)
The Library of Congress has cataloged an earlier hardcover printing as ISBN 978-0-9834983-1-5
1. Children--Nutrition--Juvenile literature. 2. Diet--Juvenile
literature. 3. Natural foods--Juvenile literature. 4. Spanish
language--Vocabulary--Juvenile literature. 5. Alphabet books. I. Maze,
Stephanie. II. Title: Comida sana de la a A la Z.
TX355.H43 2012
363.808083--dc23
2012009361

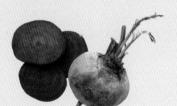
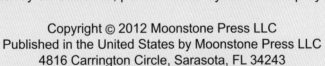
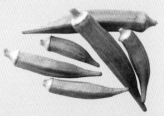

Printed in Malaysia by Tien Wah Press

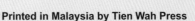

Healthy Foods from A to Z

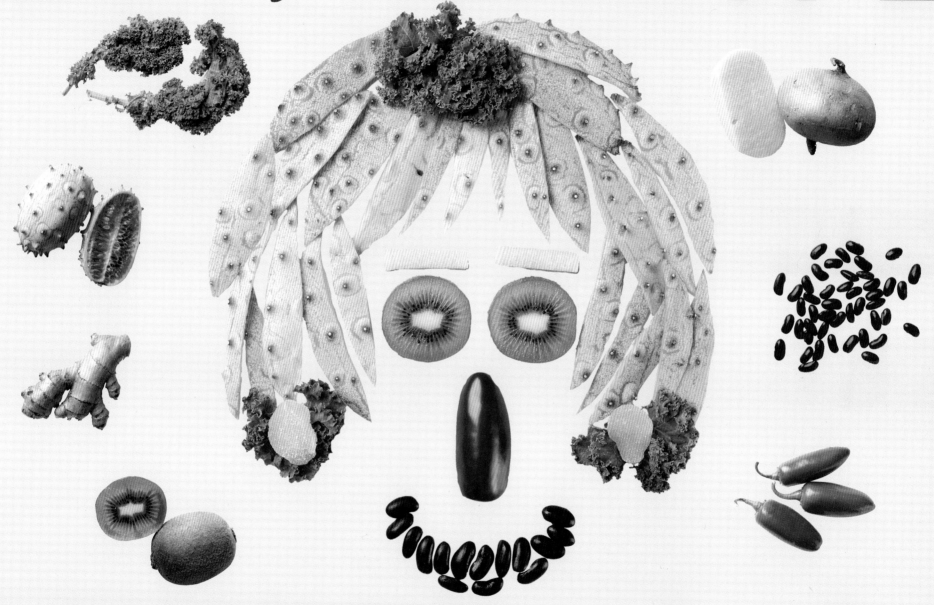

Comida sana de la A a la Z

Aa

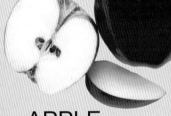

APPLE
(manzana)

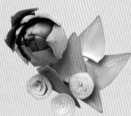

ARTICHOKE
(alcachofa)

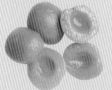

APRICOT
(albaricoque)

ARUGULA
(rúcula)

AGUACATE
(avocado)

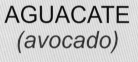

ALMENDRAS
(almonds)

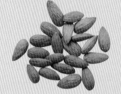

ALBAHACA
(basil)

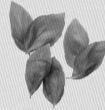

APIO
(celery)

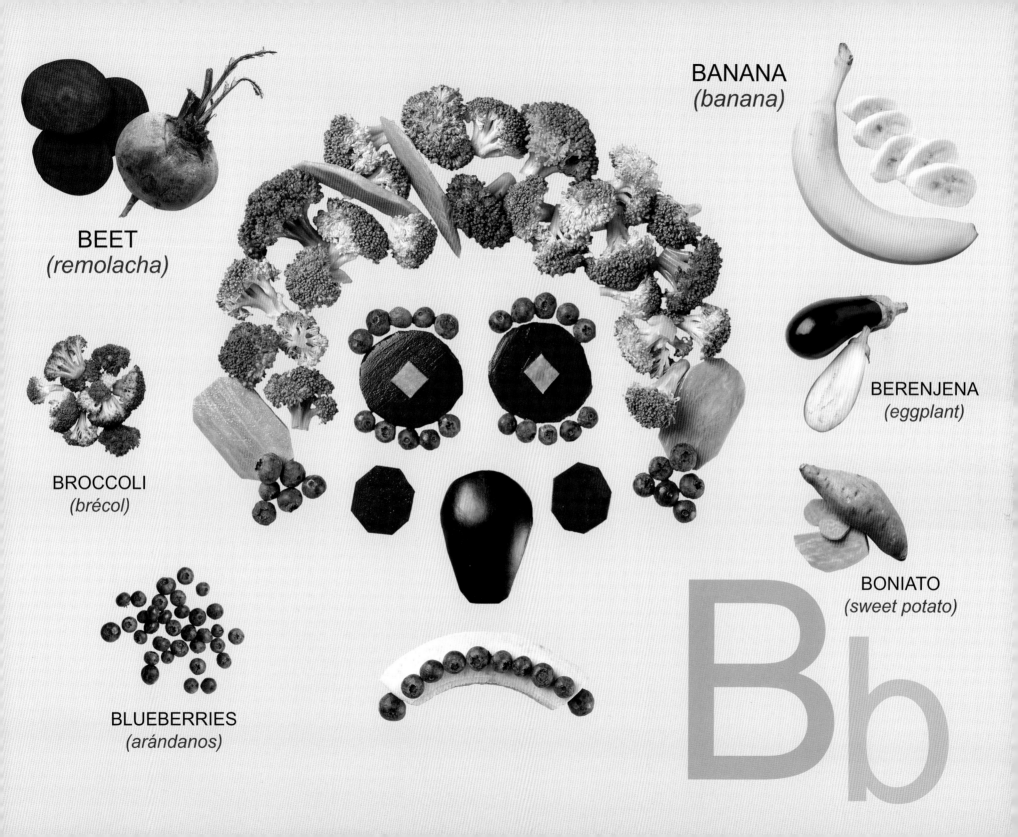

BANANA
(banana)

BEET
(remolacha)

BROCCOLI
(brécol)

BLUEBERRIES
(arándanos)

BERENJENA
(eggplant)

BONIATO
(sweet potato)

Bb

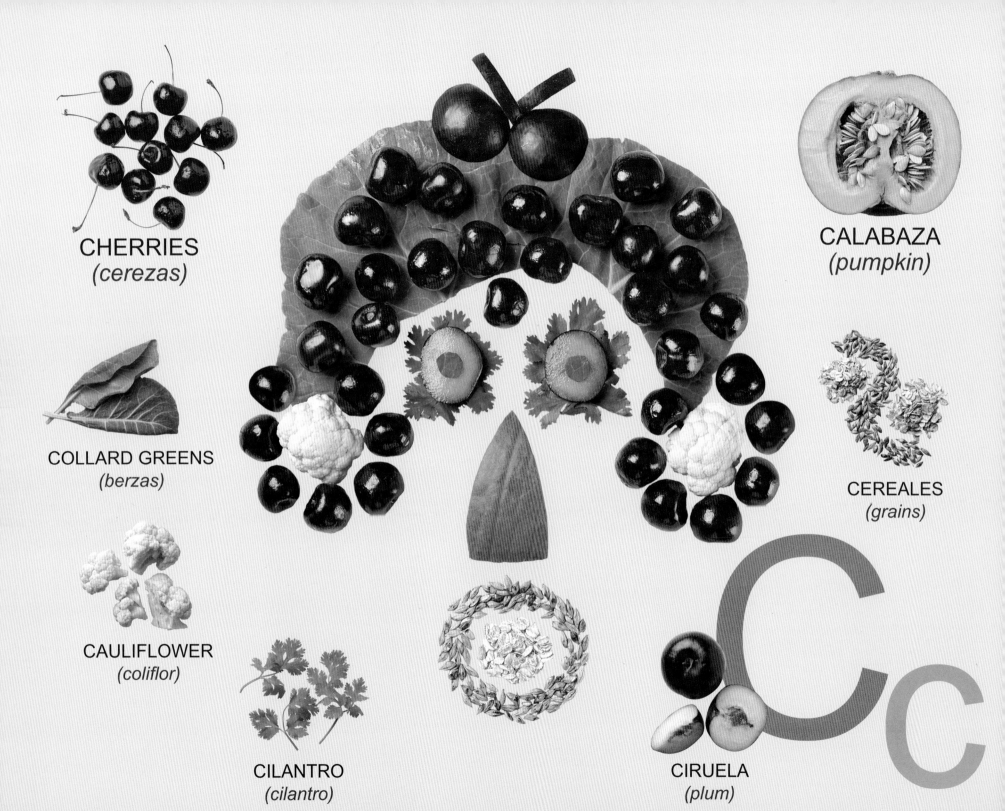

CHERRIES
(cerezas)

CALABAZA
(pumpkin)

COLLARD GREENS
(berzas)

CEREALES
(grains)

CAULIFLOWER
(coliflor)

CILANTRO
(cilantro)

CIRUELA
(plum)

Cc

D d E e

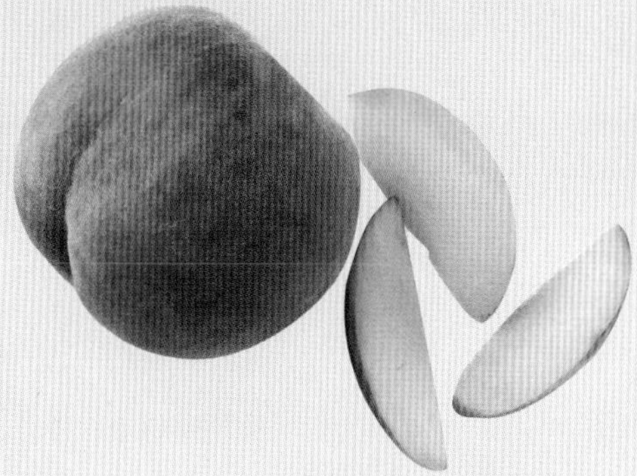

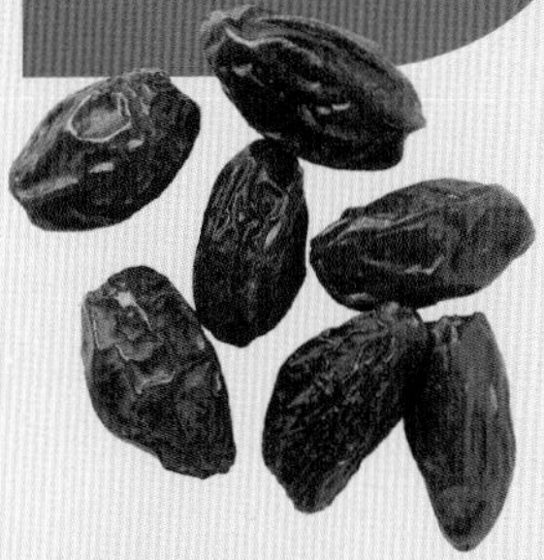

DATE
(dátil)

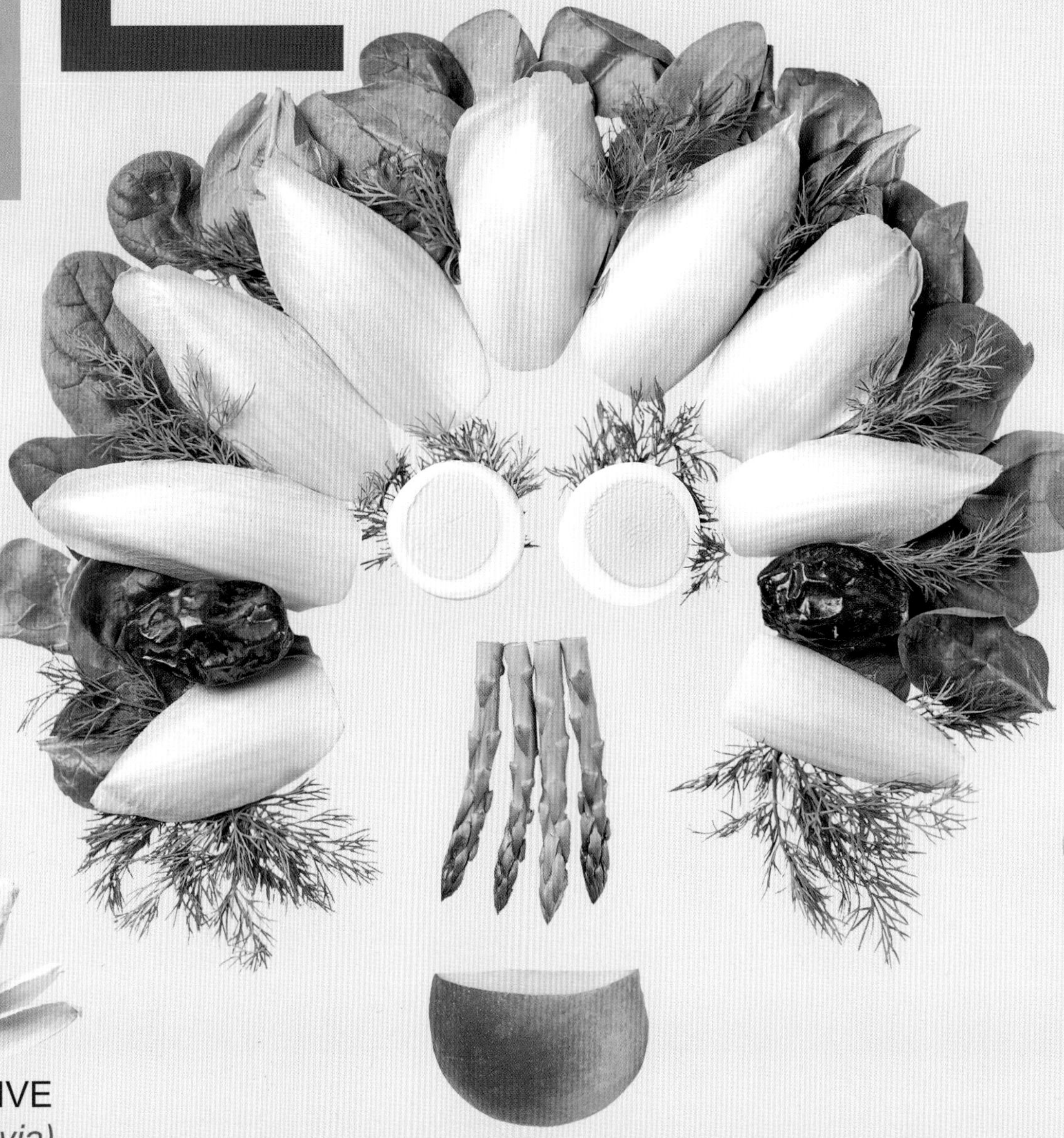

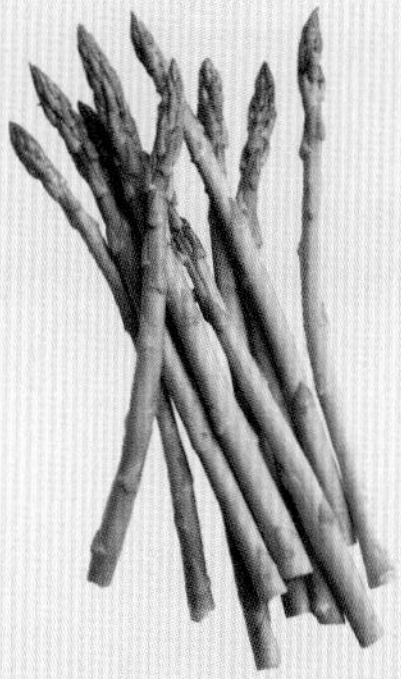

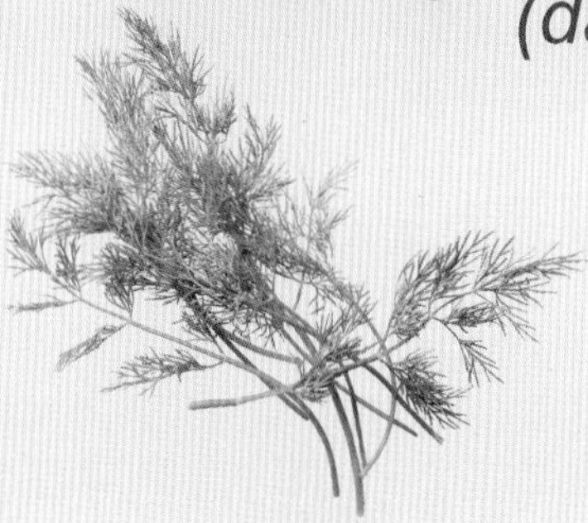

DILL
(eneldo)

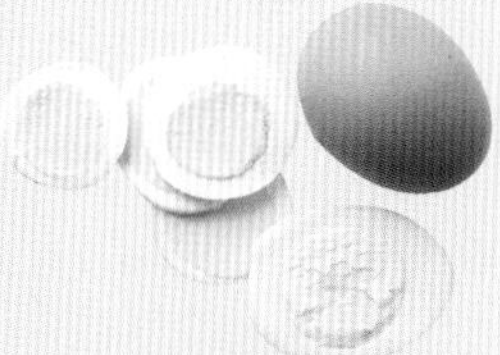

EGG
(huevo)

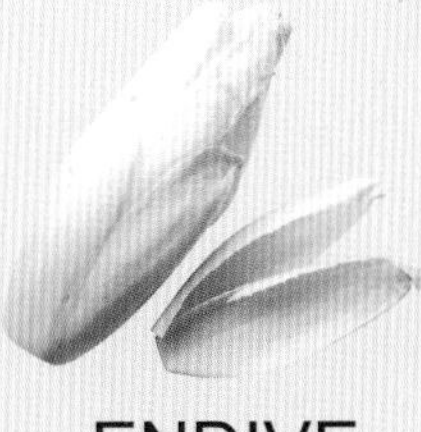

ENDIVE
(endivia)

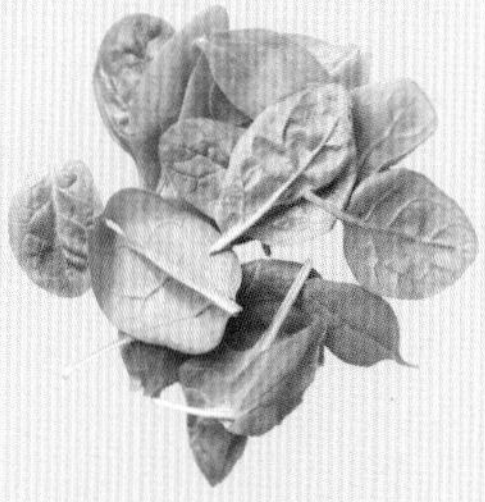

DURAZNO
(peach)

ESPÁRRAGO
(asparagus)

ESPINACA
(spinach)

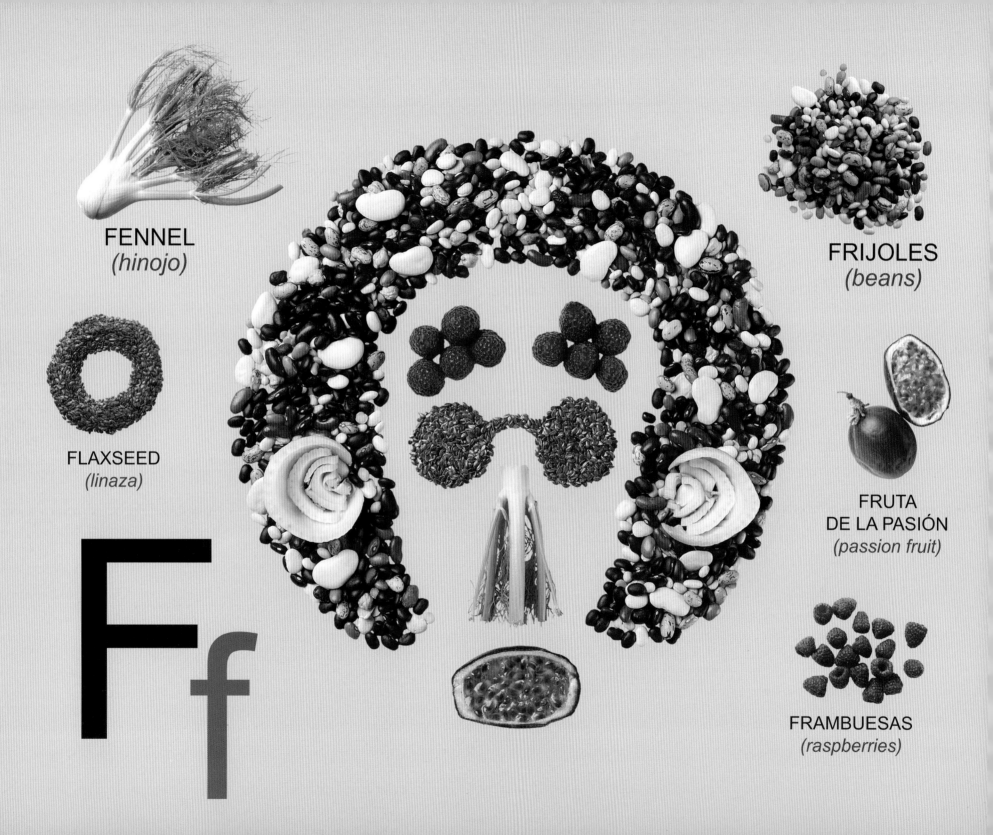

FENNEL
(hinojo)

FLAXSEED
(linaza)

F f

FRIJOLES
(beans)

FRUTA
DE LA PASIÓN
(passion fruit)

FRAMBUESAS
(raspberries)

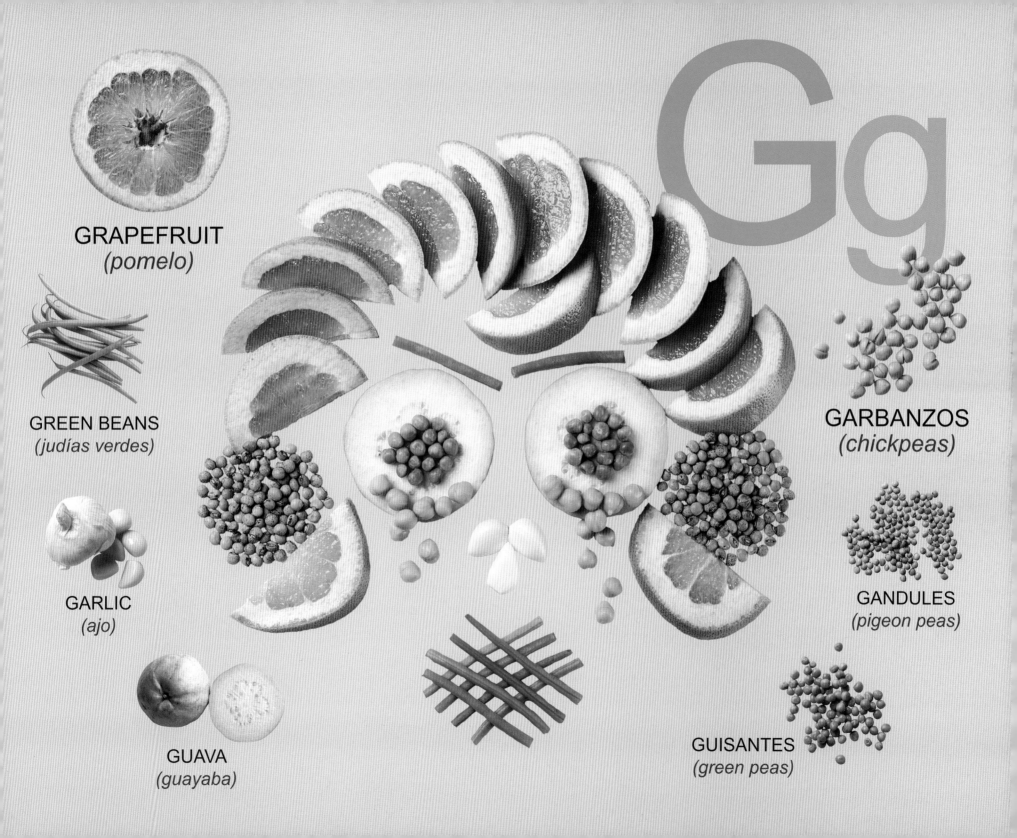

GRAPEFRUIT
(pomelo)

GREEN BEANS
(judías verdes)

GARLIC
(ajo)

GUAVA
(guayaba)

Gg

GARBANZOS
(chickpeas)

GANDULES
(pigeon peas)

GUISANTES
(green peas)

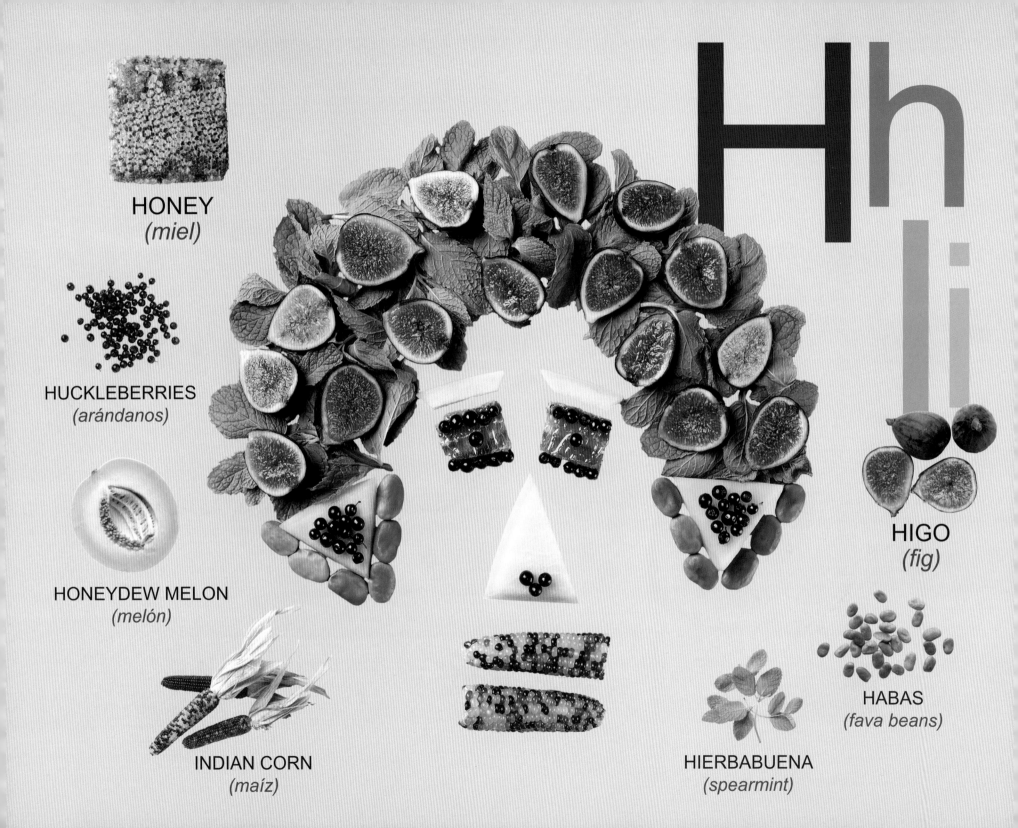

HONEY
(miel)

HUCKLEBERRIES
(arándanos)

HONEYDEW MELON
(melón)

INDIAN CORN
(maíz)

HIERBABUENA
(spearmint)

HABAS
(fava beans)

HIGO
(fig)

Hh Ii

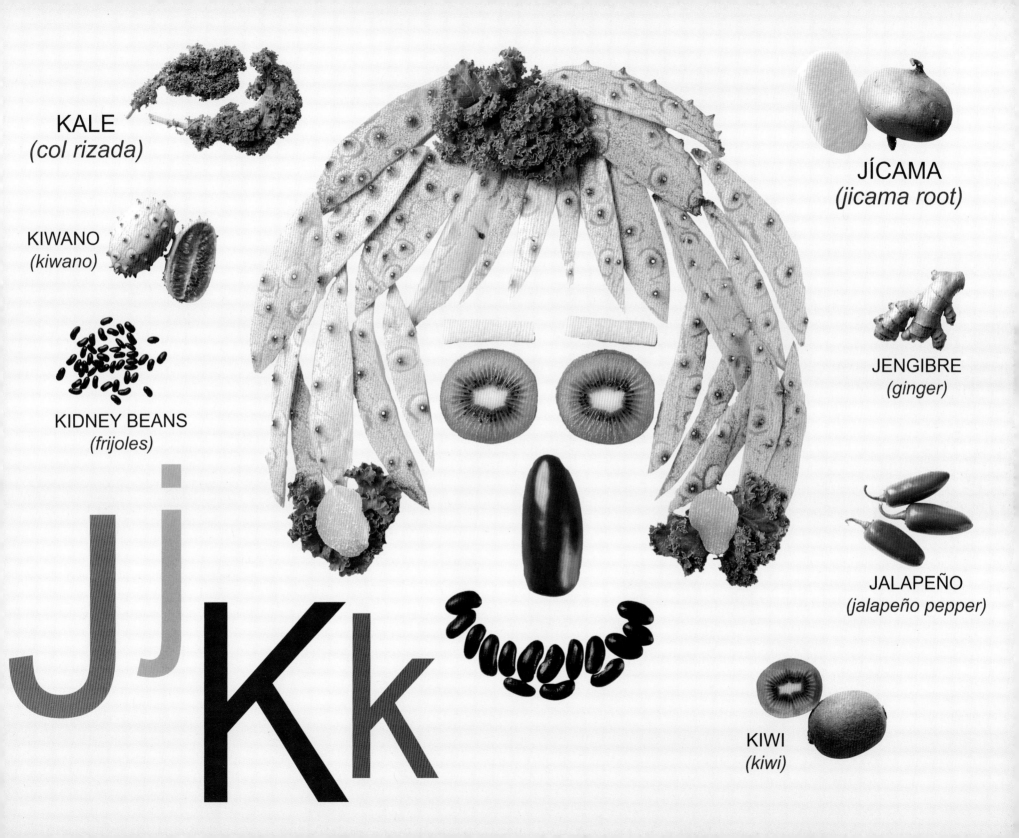

KALE
(col rizada)

KIWANO
(kiwano)

KIDNEY BEANS
(frijoles)

JÍCAMA
(jicama root)

JENGIBRE
(ginger)

JALAPEÑO
(jalapeño pepper)

KIWI
(kiwi)

Jj

Kk

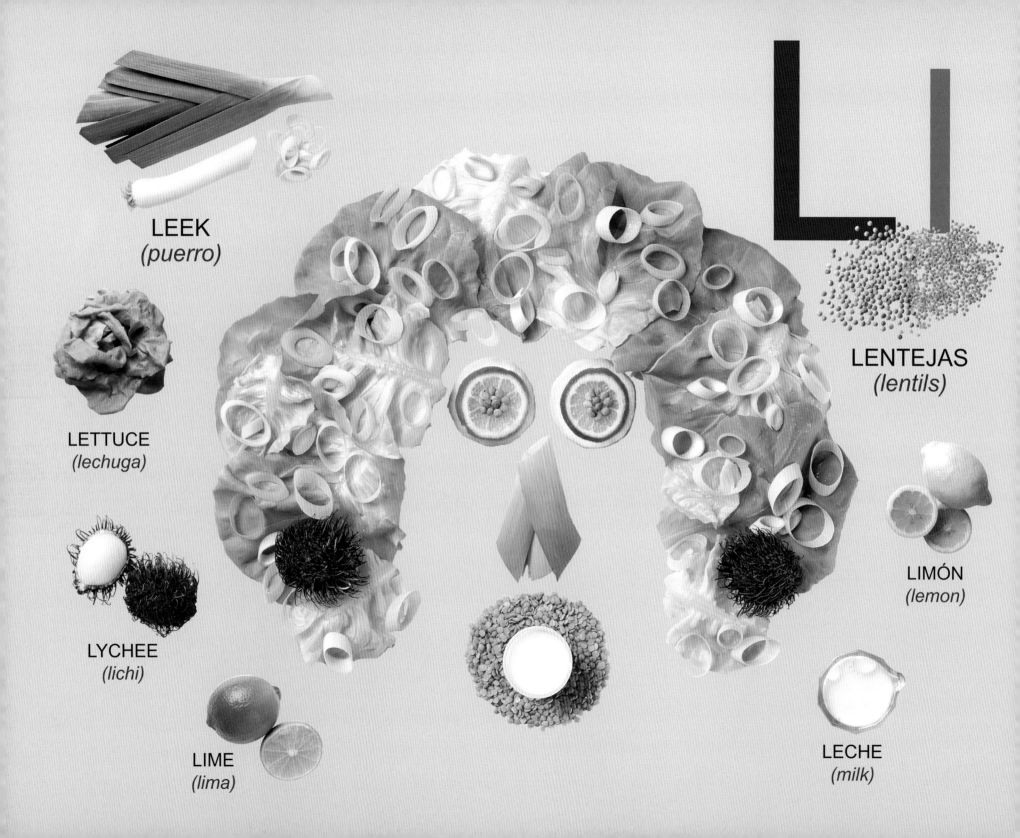

LEEK
(puerro)

LETTUCE
(lechuga)

LYCHEE
(lichi)

LIME
(lima)

Ll

LENTEJAS
(lentils)

LIMÓN
(lemon)

LECHE
(milk)

Mm

MANDARINA
(mandarin orange)

MELON
(melón)

MANGO
(mango)

MUSTARD GREENS
(berzas)

MAÍZ
(corn)

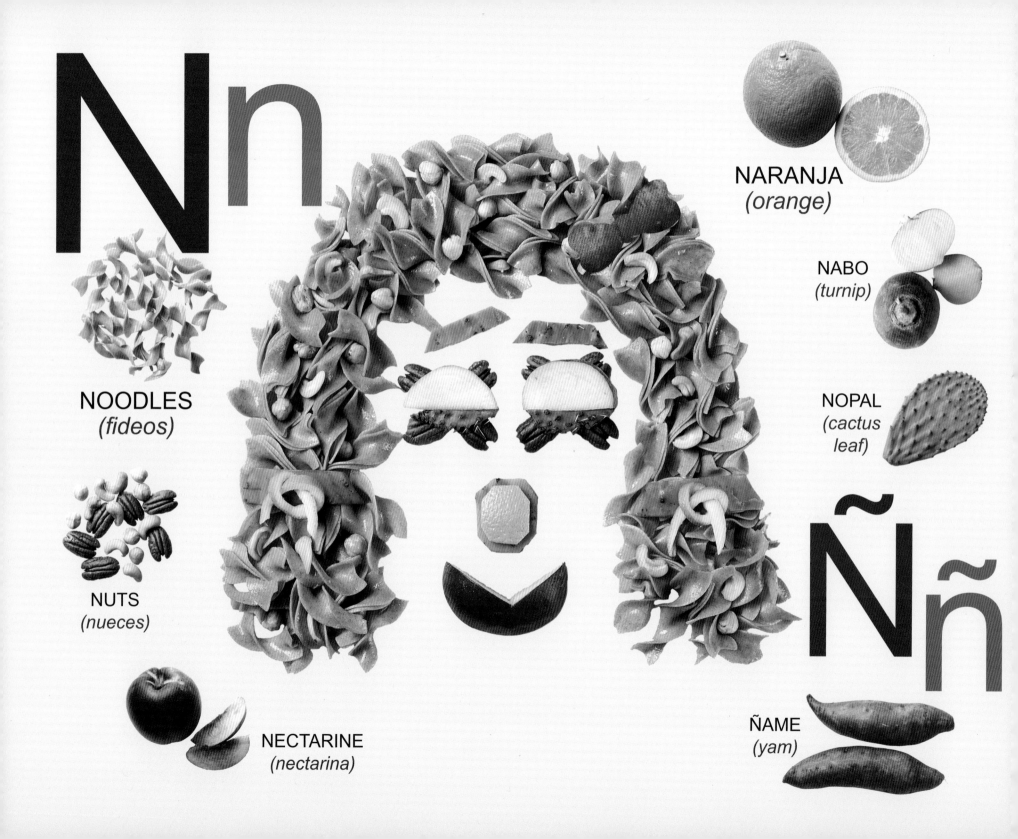

Nn

NOODLES
(fideos)

NUTS
(nueces)

NECTARINE
(nectarina)

NARANJA
(orange)

NABO
(turnip)

NOPAL
(cactus leaf)

Ññ

ÑAME
(yam)

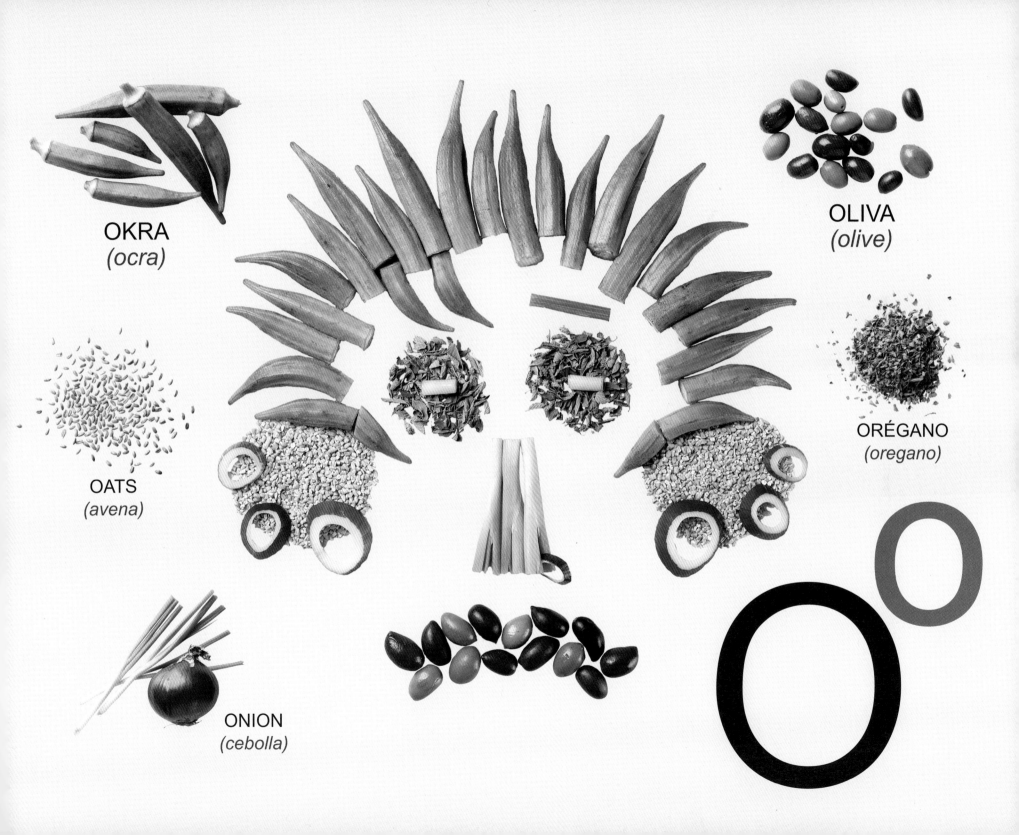

OKRA
(ocra)

OLIVA
(olive)

OATS
(avena)

ORÉGANO
(oregano)

ONION
(cebolla)

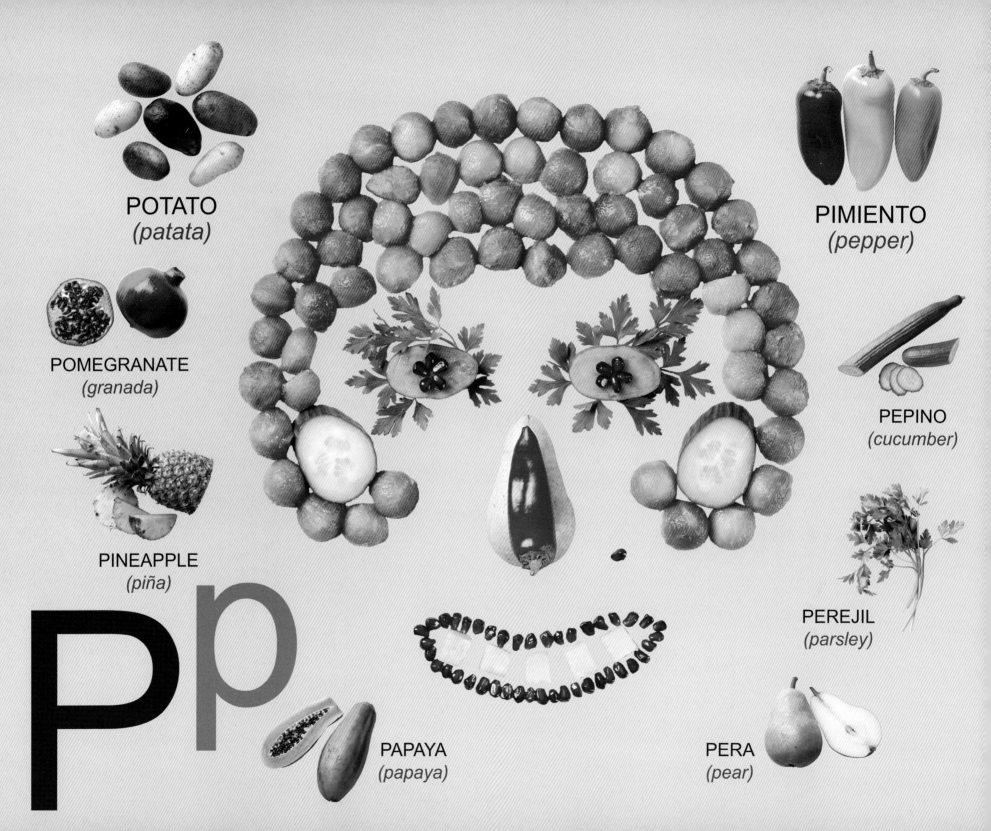

POTATO
(patata)

POMEGRANATE
(granada)

PINEAPPLE
(piña)

Pp

PAPAYA
(papaya)

PIMIENTO
(pepper)

PEPINO
(cucumber)

PEREJIL
(parsley)

PERA
(pear)

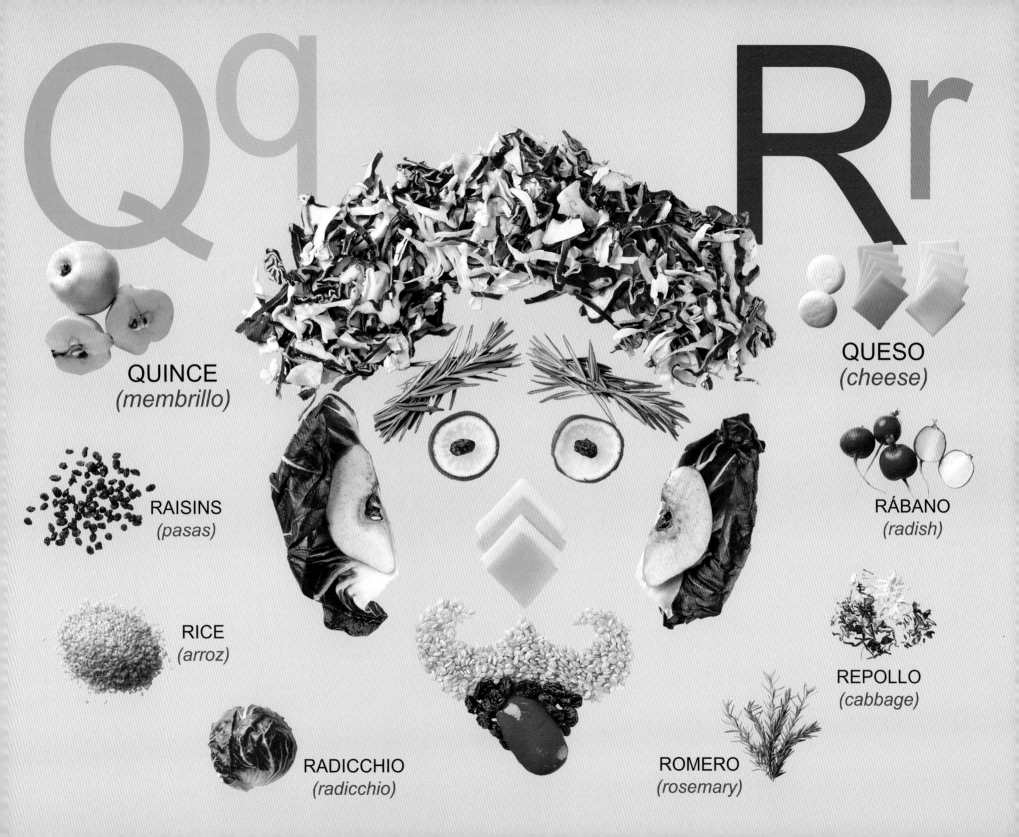

Qq

QUINCE
(membrillo)

RAISINS
(pasas)

RICE
(arroz)

RADICCHIO
(radicchio)

ROMERO
(rosemary)

Rr

QUESO
(cheese)

RÁBANO
(radish)

REPOLLO
(cabbage)

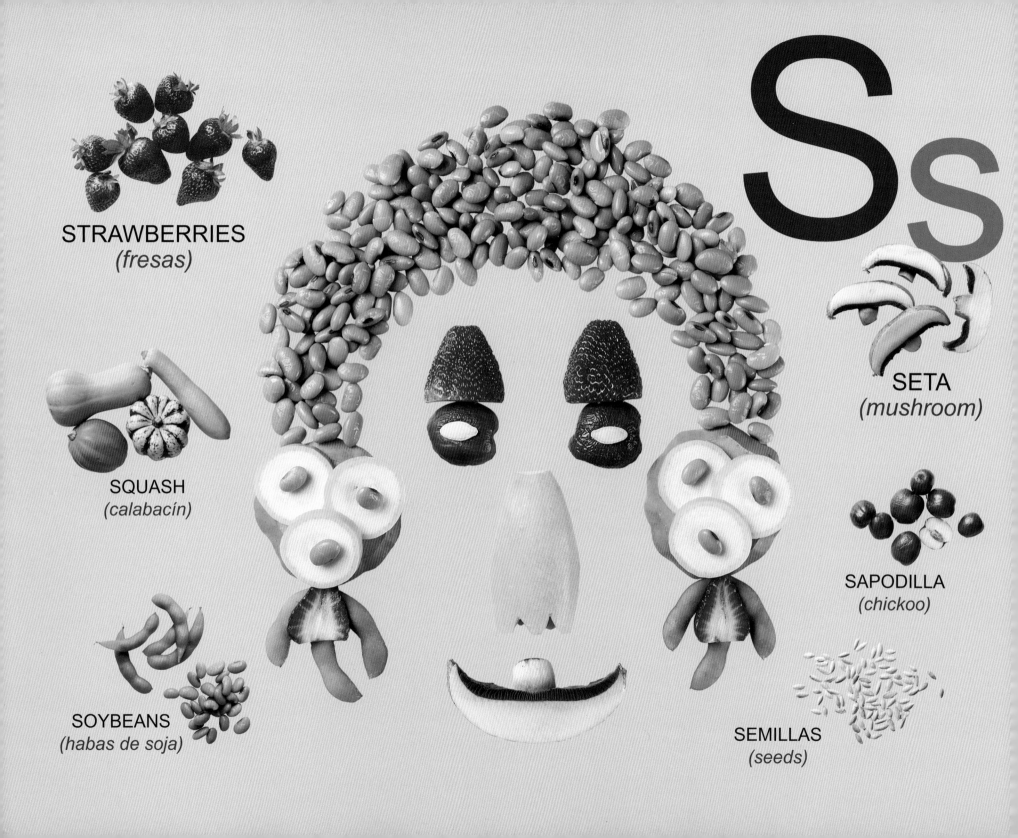

STRAWBERRIES
(fresas)

SQUASH
(calabacín)

SOYBEANS
(habas de soja)

Ss

SETA
(mushroom)

SAPODILLA
(chickoo)

SEMILLAS
(seeds)

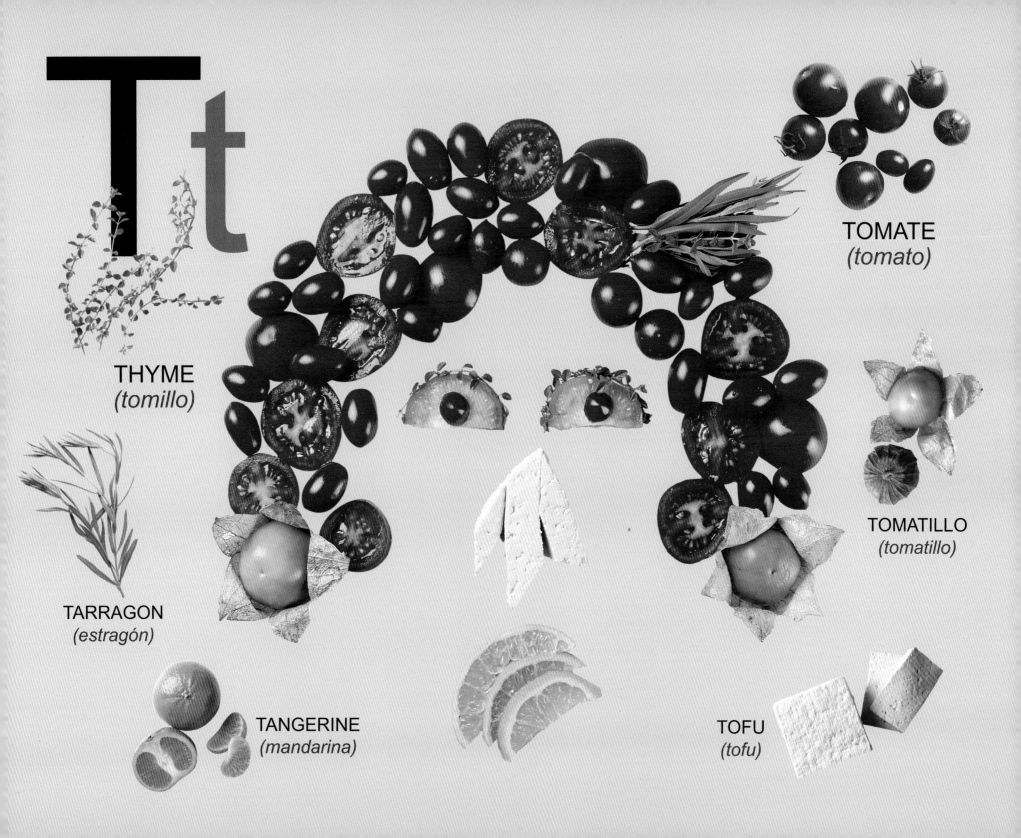

T t

THYME
(tomillo)

TARRAGON
(estragón)

TANGERINE
(mandarina)

TOMATE
(tomato)

TOMATILLO
(tomatillo)

TOFU
(tofu)

U u V v V v W w

WATERCRESS
(berro)

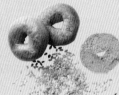

WHOLE
WHEAT
BREAD
(pan integral)

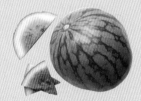

WATERMELON
(sandía)

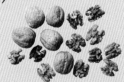

WALNUTS
(nueces)

UVAS
(grapes)

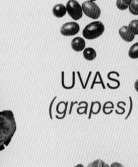

VERDURAS
(vegetables)

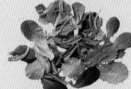

VAINA DE VAINILLA
(vanilla bean)

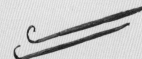

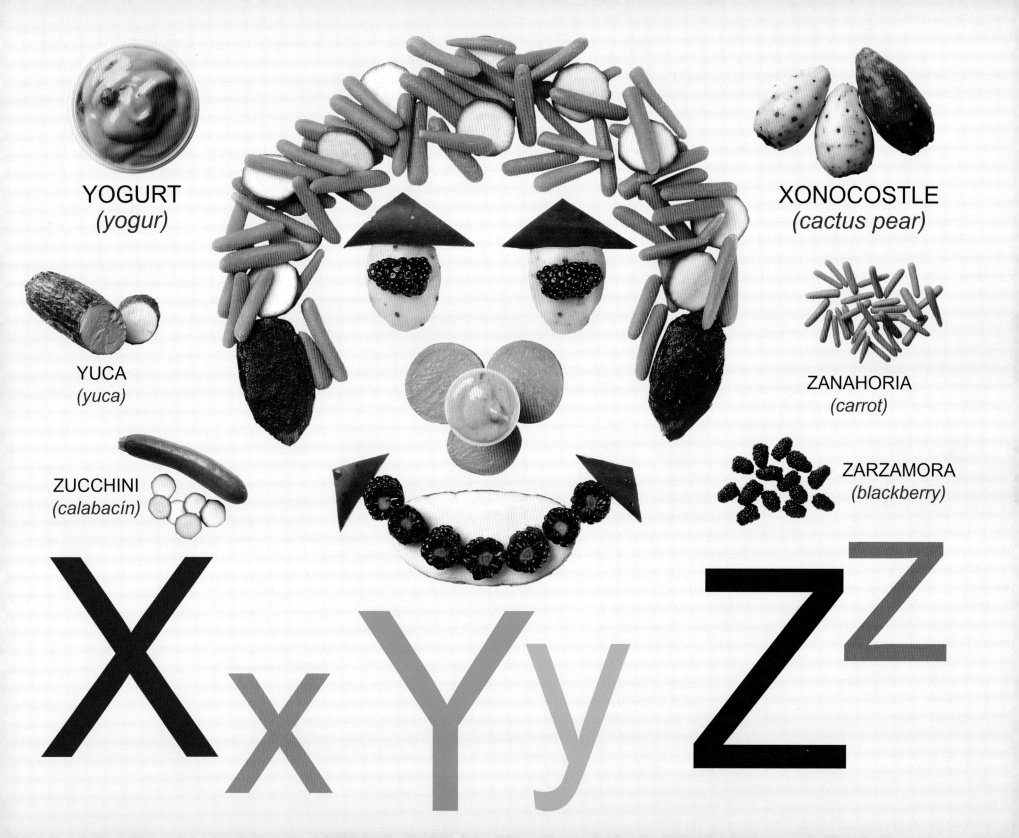

YOGURT
(yogur)

XONOCOSTLE
(cactus pear)

YUCA
(yuca)

ZANAHORIA
(carrot)

ZUCCHINI
(calabacín)

ZARZAMORA
(blackberry)

X x Y y Z z

Now Make Your Own Healthy Food Face!
Ahora, ¡haz tu propia cara con comida sana!

You will need:
- scissors
- some healthy fruits, vegetables, or other foods from this book
- the picture on the next page, or your own paper or paper plate

Step 1:
Choose your face: Is it a boy or a girl? Is it happy, sad, or funny?

Step 2:
Cut your food into shapes. Did you choose:

a circle,   a square,   a rectangle,   a triangle,   an oval,   or a diamond?

Step 3:
Look at the next picture. Do your shapes match the shapes in the picture? If not, what can you do to make them match?

Step 4:
Build your face any way you want it. Will you start at the top with the hair, then do the nose, eyes, ears, and mouth, or the other way around with the mouth first?

Step 5:
Have fun! Add more shapes to make eyebrows, eyelashes, cheeks, or earrings—or anything else! If you are doing your own food face, draw it first on a paper or paper plate. You can even glue your shapes to your paper or plate, and paint them!

Step 6:
Remember: Always wash your hands first before making your own healthy food face, especially if you want to eat it!

Vas a necesitar:
- tijeras
- algunos alimentos saludables, verduras o comidas de este libro
- el dibujo de la siguiente página, tu propio papel o un plato de papel

Primer paso:
Escoge tu cara. ¿Es de un niño o una niña? ¿Es una cara feliz, triste o divertida?

Segundo paso:
Corta tus alimentos en diferentes formas. ¿Escogiste...

un círculo, un cuadrado, un rectángulo, un triángulo, un óvalo o un diamante?

Tercer paso:
Mira la siguiente ilustración. ¿Las formas que cortaste son iguales que las del dibujo? Si no lo son, ¿qué puedes hacer para que sean iguales?

Cuarto paso:
¡Puedes diseñar la cara de la forma que quieras! ¿Empezarás por el pelo, la nariz, las orejas y la boca, o lo harás al revés, empezando por la boca?

Quinto paso:
¡Diviértete! Añade más formas para diseñar las cejas, las pestañas, las mejillas o los aretes (¡o cualquier otra cosa!). Si vas a diseñar tu propia cara, dibújala primero en papel o en un plato de papel. ¡Incluso puedes pegar tus formas al papel o al plato y pintarlas!

Sexto paso:
¡Recuerda siempre lavar las manos primero antes de hacer tu propria cara con comida sana, sobre todo si quieres comértela!

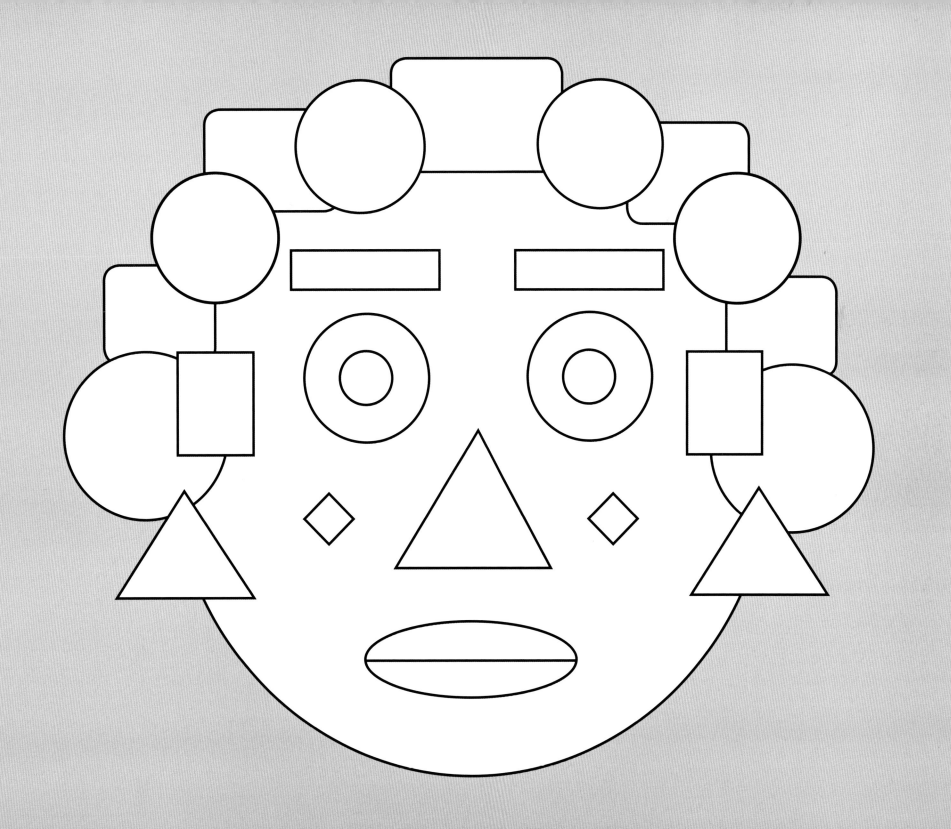

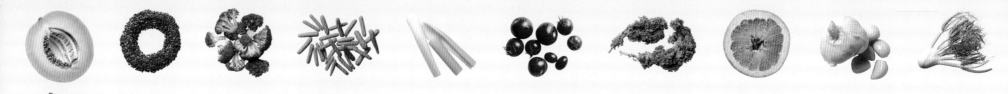

Other Healthy Food Projects You Can Try...

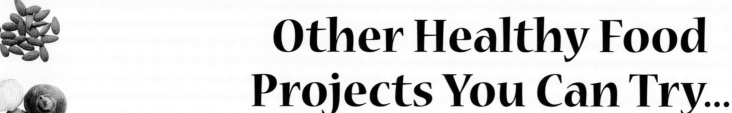

1. Choose five fruits and five vegetables and organize them by their colors: red, green, yellow, and blue.

2. Create your own edible fruit bouquet by piercing fruit slices on skewers and using half a cabbage as a base to stick the skewers in.

3. See how many healthy foods start with each letter of the alphabet—when you are at the grocery store next time.

4. Make an animal out of an apple or pear with toothpicks, berries, and walnuts.

5. String a necklace or bracelet together with yarn and different shapes of whole-wheat noodles (and paint them if you wish!).

6. Decorate an old hat with vegetables using glue sticks, and call it your "imagination hat." Then share a story with your friends.

7. Plant some herb seeds in a cup of soil, water them, and watch the seedlings grow.

8. Build a veggie-monster on a paper plate with toothpicks holding the pieces together.

9. Count how many oranges are in each bag at the grocery store. Then count the bags. How many oranges do you think there are all together?

10. Carve your own stamp into half a potato or jicama, dip it in paint, and press it down on paper for a special design.

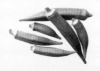
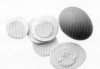

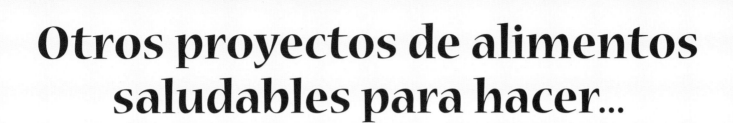

Otros proyectos de alimentos saludables para hacer...

1. Escoge cinco frutas y cinco verduras y organízalas por colores: rojo, verde, amarillo y azul.

2. Crea tu propio ramo comestible de frutas insertando los pedazos de frutas en pinchos y clavando estos en una col picada por la mitad que sirva de base.

3. Cuando estés en el mercado la próxima vez, busca cuántos alimentos saludables empiezan con cada letra del abecedario.

4. Construye un animal a partir de una manzana o una pera utilizando palillos, bayas y nueces.

5. Ensarta un collar o una pulsera con lana y diferentes tipos de pasta integral (¡y píntalos si quieres!).

6. Decora un sombrero viejo con verduras utilizando tubos de pegamento y llámalo "sombrero de la imaginación". Comparte después una historia con tus amigos.

7. Planta semillas de diferentes hierbas en un recipiente con tierra, riégalo y observa como crecen las semillas.

8. Construye un monstruo con verduras en un plato de papel, usa palillos para sujetar las piezas.

9. En el mercado, cuenta el número de naranjas en cada bolsa. Luego cuenta las bolsas. ¿Cuántas naranjas crees que hay en total?

10. Talla tu propio sello en media patata o jícama, humedécelo en pintura y presiónalo en un papel para crear un diseño especial.

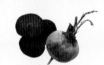
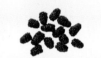
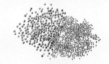

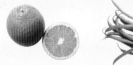

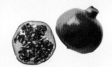
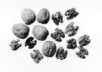

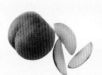

Parents, Did You Know...?

ALMONDS grow on trees native to the Middle East and South Asia. They contain high levels of vitamins E, A, B-complex, C, mono-unsaturated fats, and important minerals. Eating almonds regularly can lower heart disease and prevent strokes.

APPLES are some of the healthiest fruits. Rich in vitamins A, B, C, and potassium and loaded with carbohydrates and fiber, they help lower bad cholesterol, aid in digestion, and provide children with lots of energy.

APRICOTS were harvested in Asia in ancient times. They are valued for their minerals and high levels of carotenoids that may help prevent heart disease, reduce cholesterol, and also protect against cancer.

ASPARAGUS is a vegetable from the Mediterranean region, now grown all over the world. It is one of the most well balanced foods, full of fiber, minerals, and vitamins A, B-6, and C—all proven to help detoxify our system and reduce pain and inflammation.

AVOCADOS originated in Mexico and Central America. The fruits' essential nutrients, vitamins B, C, E, K, and potassium, boost growth and build muscles. Their mono-unsaturated fats can help lower cholesterol.

BANANAS grow in clusters on slender trees. Originally from Asia, they provide valuable minerals and vitamins that protect against anemia and heart disease. They also help young bodies develop resistance to infections.

BEANS—fresh or dried—are one of the oldest cultivated foods. They have the highest antioxidant content, which helps ward off cancer, heart disease, and strokes, and are a high-protein food, giving a young body needed energy.

BEETS are a good source of necessary fiber, vitamins B and C, minerals, and antioxidants, which help cleanse the body of toxins. The beets' tender green leaves can also be eaten.

BLACKBERRIES rank among the top ten antioxidant foods. They are filled with vitamins A, C, E, and K, which are known to protect against cancer and relieve intestinal inflammation and other stomach disorders.

Padres, ¿sabían que...?

LAS ALMENDRAS crecen en árboles nativos del Oriente Medio y el Sur de Asia. Contienen altos niveles de vitaminas E, A , complejo B, C, grasas monosaturadas y minerales importantes. Comer almendras regularmente puede disminuir las enfermedades cardíacas y evitar infartos.

LAS MANZANAS se encuentran entre las frutas más saludables. Son ricas en vitaminas A, B, C y potasio y contienen carbohidratos y fibra. Ayudan a bajar el colesterol malo y a digerir los alimentos. Suministran mucha energía a los niños.

LOS ALBARICOQUES eran cultivados en Asia en la antigüedad. Son valorados por sus minerales y por su alto nivel de carotenoides que pueden ayudar a prevenir las enfermedades cardíacas, reducir el colesterol e incluso proteger contra el cáncer.

LOS ESPÁRRAGOS son una hortaliza de la región mediterránea que ahora crece en todo el mundo. Es uno de los alimentos más equilibrados, lleno de fibra, minerales y vitaminas A, B-6 y C --se ha demostrado que todas ellas ayudan a desintoxicar nuestro sistema y reducen el dolor y la inflamación.

LOS AGUACATES se originaron en México y en América Central. Los nutrientes esenciales de esta fruta, sus vitaminas B, C, E, K y el potasio estimulan el crecimiento y fortalecen los músculos. Sus grasas monosaturadas pueden ayudar a bajar el colesterol.

LAS BANANAS crecen en racimos en plantas de troncos finos. Originalmente son asiáticas y suministran minerales valiosos y vitaminas que protegen contra la anemia y las enfermedades cardíacas. También ayudan a los cuerpos jóvenes para que desarrollen resistencia contra las infecciones.

LOS FRIJOLES --frescos o secos-- se han cultivado desde la antigüedad. Tienen un alto contenido de antioxidantes, que ayuda a proteger contra el cáncer, las enfermedades cardíacas y los infartos. También son un alimento alto en proteína, proveyendo la energía necesaria a los cuerpos jóvenes.

LA REMOLACHA es una buena fuente para adquirir la fibra necesaria, vitaminas B y C, minerales y antioxidantes, los cuales pueden ayudar a limpiar el cuerpo de toxinas. Las tiernas hojas verdes de la remolacha también son comestibles.

LAS ZARZAMORAS figuran entre los diez primeros alimentos antioxidantes. Están llenas de vitaminas A, C, E y K, las cuales protegen contra el cáncer y calman la inflamación intestinal y otros malestares del estómago.

	BLUEBERRIES originally grew only in eastern North America. The berries contain colored compounds called flavonoids that can improve circulation and help defend against infection.		**LOS ARÁNDANOS** se cultivaban originalmente solo en la parte este de Norteamérica. Estas bayas contienen componentes de colores llamados flavonoides que pueden mejorar la circulación y ayudar a defender el cuerpo contra infecciones.
	BROCCOLI has its origins in southern Europe. This cabbage-relative is packed with vitamins B and C. Some of its other nutrients work as antiviral, antibacterial, and anticancer compounds.		**EL BRÉCOL** tiene sus orígenes en el sur de Europa. Este pariente de la col está lleno de vitaminas B y C. Algunos de sus otros nutrientes funcionan como compuestos antivíricos, antibacterianos y anticancerígenos.
	CABBAGE originated in Europe, but is grown all over the world today. It is a muscle builder, blood cleanser, and eye strengthener because of its many nutrients and vitamins. Red cabbage or dark green cabbage leaves provide the most benefits.		**EL REPOLLO** se originó en Europa pero es cultivado hoy en día alrededor del mundo. Es bueno para fortalecer los músculos, limpiar la sangre y mantener la vista debido a sus muchos nutrientes y vitaminas. El repollo rojo o verde oscuro es el más beneficioso.
	CARROTS come from northern Europe. Fiber-rich and chock-full of vitamins A, C and K, they are well known for helping to prevent heart disease, stroke, and cancer and improve poor eyesight.		**LAS ZANAHORIAS** provienen del norte de Europa. Son ricas en fibra y están llenas de vitaminas A, C y K. Son famosas por ayudar a evitar las enfermedades cardíacas, los infartos, el cáncer y por mejorar la vista deficiente.
	CAULIFLOWER looks like a tight flower head. This vegetable has wholesome antioxidant and anti-inflammation properties, which help lower stress and protect against heart disease.		**LA COLIFLOR** parece una flor sin abrir. Esta hortaliza contiene antioxidantes saludables y propiedades antiinflamatorias que ayudan a disminuir el estrés y a proteger contra enfermedades cardíacas.
	CELERY ROOTS, as well as their green stalks, offer a lot of fiber, which is good for digestion. The vegetable's vitamins, minerals, and other beneficial compounds help prevent cancer, lower blood pressure, and relieve symptoms of arthritis.		**EL APIO** y sus troncos verdes ofrecen mucha fibra, la cual es buena para la digestión. Las vitaminas de esta hortaliza, sus minerales y otros componentes beneficiosos ayudan a evitar el cáncer, disminuyen la presión arterial y alivian los síntomas de la artritis.
	CHEESE made from the milk of a cow, a sheep, or a goat represents an important source of calcium to strengthen bones, nails, and teeth. It also contains several B-vitamins to enhance blood formation and help the body absorb nutrients.		**EL QUESO** hecho de leche de vaca, oveja o cabra es una fuente importante de calcio para fortalecer los huesos, uñas y dientes. También contiene varias vitaminas B para mejorar la formación de la sangre y ayudar al cuerpo a absorber nutrientes.
	CHERRIES come in two varieties: sweet for eating and sour for pies and other desserts. They are known for their disease-fighting antioxidants that help reduce the risk of cancer, heart ailments, and inflammation.		**LAS CEREZAS** se pueden encontrar en dos variedades: dulces para comer y amargas para las tartas y otros postres. Son conocidas por sus antioxidantes que ayudan a reducir el riesgo de cáncer, los malestares del corazón y las inflamaciones.
	CHICKPEAS come from the Middle East. If eaten regularly, they are known to slash bad cholesterol levels by as much as five percent. Chickpeas are also full of protein and antioxidants, benefiting overall good health.		**LOS GARBANZOS** se originaron en el Medio Oriente. Si se comen regularmente rebajan el colesterol malo hasta en un cinco por ciento. Los garbanzos también están llenos de proteínas y de antioxidantes, contribuyendo a una buena salud completa.
	COLLARD GREENS are another member of the cabbage family and date back to prehistoric times. This vegetable is a good source of vitamin C and has multiple nutrients with antiviral, antibacterial, and anticancer properties.		**LAS BERZAS** son también miembros de la familia de la col y se consumen desde tiempos prehistóricos. Esta hortaliza es una buena fuente de vitamina C y tiene múltiples nutrientes con propiedades antivíricas, antibacterianas y anticancerígenas.
	CORN was grown by Indians in Mesoamerica in prehistoric times. This grain provides important starches for the body and plenty of B-vitamins and minerals to protect against heart disease and diabetes. Its properties also insure healthy growth and strong bones.		**EL MAÍZ** era cultivado por los indios en Mesoamérica en tiempos prehistóricos. Los granos proporcionan féculas importantes para el cuerpo y una gran cantidad de vitaminas B y minerales para proteger contra las enfermedades cardíacas y la diabetes. Sus propiedades también aseguran un crecimiento sano y huesos fuertes.

	CUCUMBERS are part of the gourd family. In addition to a high water content, cucumbers have a lot of vitamin A, B, C, and K, which promotes bone strength and helps reduce high blood pressure and heart rates.		**LOS PEPINOS** son miembros de la familia del calabacín. Incluso con un alto contenido en agua, los pepinos contienen mucha vitamina A, B, C y K, la cual fortalece los huesos y ayuda a reducir la presión arterial y los ritmos cardíacos.
	EGGS—whether fried, scrambled, boiled or cooked as a dish—furnish protein necessary for the human body, providing it with energy that is needed for growth and healing.		**LOS HUEVOS** --fritos, revueltos, duros o cocinados como parte de un plato-- proporcionan la proteína necesaria para el cuerpo humano, suministrando la energía necesaria para crecer y para sanarse.
	FENNEL originated in the Mediterranean region. This vegetable's feathery leaves are often treated as garnishes, and its seeds are used in cooking for its licorice flavor. The fennel bulb is eaten for its tasty flesh and its fiber is good for digestion.		**EL HINOJO** se originó en la región mediterránea. Esta hortaliza de hojas que parecen plumas se usa a menudo como guarnición y sus semillas son utilizadas en la cocina por su sabor regaliz. El bulbo del hinojo es consumido por su sabrosa carne y su fibra es buena para la digestión.
	FLAXSEED is usually ground up and sprinkled on cereal. It contains high levels of micronutrients and omega-3 fatty acids that help lower cholesterol and stabilize blood-sugar levels in diabetes.		**LA LINAZA** se suele moler y espolvorear encima de los cereales. Contiene altos niveles de micronutrientes y de ácidos grasos omega-3 que ayudan a bajar el colesterol y estabilizan los niveles de azúcar en la sangre cuando existe diabetes.
	GARLIC is related to the onion. The root of this vegetable separates into small cloves. Some of its properties serve as a powerful antibiotic, helping to prevent infection; others help manage high blood pressure.		**EL AJO** pertenece a la familia de la cebolla. La raíz de esta hortaliza se separa en pequeños dientes. Algunas de sus propiedades sirven de antibiótico, ayudando a prevenir infecciones, otras ayudan a mejorar la presión sanguínea.
	GINGER originally grew in South Asia, but has since spread to East Africa and the Caribbean. The nutrients in ginger boost a person's immune system, help soothe upset stomachs, and prevent nausea and motion sickness.		**EL JENGIBRE** se cultivaba originalmente en el sur de Asia, pero desde entonces se ha extendido al este de África y al Caribe. Los nutrientes del jengibre estimulan el sistema inmunológico de las personas, ayudan a calmar estómagos indispuestos y evitan las náuseas y los mareos.
	GRAINS—oat, wheat, rye, and such—are the body's main source of energy, and a natural font of protein and important carbohydrates. Found in bread, pasta, and cereal, grains—especially the whole grain rather than the refined type—should be part of every meal.		**LOS GRANOS** --como el salvado, el trigo o el centeno-- son la fuente principal de energía del cuerpo y una fuente natural de proteínas y de carbohidratos importantes. Se pueden encontrar en el pan, la pasta y los cereales. Los granos --especialmente aquellos integrales y no refinados-- deberían ser parte de cada comida.
	GRAPEFRUIT first bred on Barbados, grows in tight clusters on trees. Like all citrus fruit, it is packed with vitamin C, keeping gums and teeth healthy, and protecting against colds.		**EL POMELO**, que fue primero cultivado en las islas Barbados, crece en racimos en los árboles de pomelo. Como todos los cítricos, está lleno de vitamina C que mantiene las encías y los dientes sanos y protege contra los resfriados.
	GRAPES are native to western Asia, but are now grown worldwide. From vitamins A, B, C, and K, to minerals and compounds such as tannins, grapes deliver top nutrients that help reduce strokes, cancers, heart disease, and infections.		**LAS UVAS** son nativas del oeste de Asia, pero hoy en día se cultivan en todo el mundo. Gracias a las vitaminas A, B, y K y a minerales y compuestos tales como taninos, las uvas brindan maravillosos nutrientes que ayudan a disminuir infartos, cánceres, enfermedades cardíacas e infecciones.
	GREEN BEANS are seedpods with tiny beans inside. They deliver fiber and protein, as well as vitamins A, C, and K, that help the body to heal. The minerals in green beans are important for a healthy heart.		**LAS JUDÍAS VERDES** son vainas con pequeñas judías dentro. Proveen fibra y proteína, así como vitaminas A, C y K, que ayudan al cuerpo a sanarse. Los minerales en las judías verdes son importantes para tener un corazón saludable.

	English		Español
	GREEN PEAS, like beans and chickpeas, are a good source of protein, antioxidants, and other essential nutrients to benefit growing children. They can be eaten as seedpods, or shelled as fresh or dried green peas.		**LOS GUISANTES**, como los frijoles y los garbanzos, son una buena fuente de proteína, antioxidantes y otros nutrientes esenciales para beneficiar a los niños en crecimiento. Pueden ser comidos en vaina o sin ella, frescos o secos.
	HONEY is harvested from beehives. It is nature's energy booster, allowing a child to run that extra mile. Eating honey can also prevent seasonal allergies, and applying it directly to wounds will heal cuts and burns.		**LA MIEL** es cultivada en las colmenas. Es el estimulador de energía de la naturaleza, lo que podría hacer que un niño corriera una milla más. Tomar miel también evita las alergias estacionales, y aplicada sobre las heridas cura cortes y quemaduras.
	KIWIS, also called Chinese gooseberries, come from New Zealand. They contain more vitamin C than oranges, protecting against respiratory-related diseases. The folic acid content is important for expectant mothers to prevent certain birth defects.		**LOS KIWIS**, también llamados bayas verdes, provienen de Nueva Zelanda. Contienen más vitamina C que las naranjas y protegencontra enfermedades respiratorias. Su contenido en ácido fólico es importante para que las mujeres embarazadas eviten ciertos defectos congénitos.
	LENTILS are an ancient plant first cultivated in India, and are grown in brown, black, and red varieties. They are a top source of plant protein, full of cholesterol-lowering fiber and important vitamins and minerals that keep blood sugar regulated.		**LAS LENTEJAS** provienen de una antigua planta que se cultivaba en la India. Se pueden encontrar en variedades de color marrón, negro y rojo. Son una maravillosa fuente de proteína vegetal, llenas de fibra que rebaja el colesterol y de importantes vitaminas y minerales que mantienen el azúcar en la sangre regulado.
	LETTUCE leaves are filled with disease-fighting beta-carotene that prevent cancer, heart disease, and cataracts. The folic acid in the leaves helps avoid birth defects. Dark green and red lettuce leaves provide the most nutrition.		**LA LECHUGA** está llena de betacaroteno que combate las enfermedades cardíacas y las cataratas. El ácido fólico de sus hojas ayuda a evitar defectos congénitos. La lechuga de color verde oscuro y la roja suministran una excelente nutrición.
	LEMONS, like all citrus fruit, are packed with vitamin C, the antioxidant and antibiotic agent that keeps cells healthy. Their juice also acts as a diuretic, which helps flush out toxins and clear the urinary tract.		**LOS LIMONES**, como todos los cítricos, están llenos de vitamina C, su agente antioxidante y antibiótico mantiene las células sanas. Su zumo también actúa como diurético, por lo que ayuda a expulsar toxinas y limpiar el sistema urinario.
	MELONS—native to Central Asia—are low in calories and high in water content. Their vitamins A, B, and C can benefit kidney disorders and high blood pressure, and also boost energy.		**LOS MELONES** --nativos de Asia Central-- son bajos en calorías y altos en contenido de agua. Sus vitaminas A, B y C pueden beneficiar los trastornos renales y la presión arterial alta, también estimulan la energía.
	MILK can come from cows, sheep, or goats. It is a good source of protein, vitamins, and minerals, and rich in calcium, which is important for healthy bones, teeth, and nails. Just one glass of milk a day delivers all-important nutrition to the body.		**LA LECHE** puede provenir de vacas, ovejas o cabras. Es una buena fuente de proteína, vitaminas y minerales. Es rica en calcio, lo que es importante para tener huesos, dientes y uñas sanos. Un solo vaso de leche al día provee una nutrición completa e importante para el cuerpo.
	MUSHROOMS are neither fruits nor vegetables, but fungi. They support the immune system because of their high content of B-vitamins and other substances that can also reduce the risk of breast and prostate cancers.		**LAS SETAS** no son ni fruta ni verdura, sino hongos. Refuerzan el sistema inmunológico debido a su alto contenido en vitaminas -B y otras sustancias que también pueden reducir el riesgo de cáncer de seno y de próstata.
	NECTARINES are related to peaches, but have a smooth rather than a fuzzy skin. They can have white or yellow flesh and are a good source of vitamins A and C, iron, and antioxidants—all important for good health.		**LAS NECTARINAS** están relacionadas con los duraznos pero tienen una piel suave en vez de vellosa. Pueden tener carne blanca o amarilla y son una buena fuente de vitaminas A y C, hierro y antioxidantes, todos ellos importantes para la buena salud.

	NOODLES are a food staple eaten all over the world. Whole-grain noodles are more nutritious than refined noodles. They are a source of complex carbohydrates, providing a slow release of energy and essential nutrients.		**LOS FIDEOS** son una comida esencial alrededor del mundo. Los fideos integrales son más nutritivos que los fideos refinados. Son una fuente de carbohidratos complejos, que suministran un flujo lento de energía y nutrientes esenciales.
	OATS, as whole grains or oatmeal, are chock-full of beneficial vitamins and minerals that lower cholesterol and blood pressure, control blood sugar, and prevent constipation.		**LA AVENA**, igual que los granos integrales o el salvado, contiene muchas vitaminas y minerales beneficiosos que bajan el colesterol y la presión arterial, controlan el azúcar en la sangre y evitan el estreñimiento.
	OKRA is a flowering plant native to Africa, but now grown in tropical regions around the world. Its green seedpods are rich in vitamins A, B-complex, and C. Okra's dietary fiber also promotes weight loss and relieves constipation.		**LA OCRA** es una planta con flores original de África pero que ahora crece en las regiones tropicales de todo el mundo. Sus vainas verdes son ricas en vitaminas A, complejo B y C. La fibra dietética de la ocra también proporciona pérdida de peso y alivia el estreñimiento.
	ONIONS, like garlic, are part of the lily family. The bulbs are high in vitamins A and C and sulfur compounds that have powerful antiseptic and antibacterial properties, relieving symptoms of colds, infections, and tooth decay.		**LAS CEBOLLAS**, al igual que los ajos, forman parte de la familia de los lirios. Sus bulbos son ricos en vitaminas A, C y contienen sulfuro, que es un excelente antiséptico. Tienen propiedades antibacterianas, calmando así los síntomas del resfriado, las infecciones y el deterioro dental.
	ORANGES first appeared in Southeast Asia and then spread to other tropical regions. Besides their high vitamin C content, they are full of minerals and flavonoids that reduce infections, control heart rate and blood pressure, and maintain healthy vision.		**LAS NARANJAS** aparecieron primero en el sudeste de Asia y se propagaron a otras regiones tropicales. Además de su alto contenido en vitamina C, están llenas de minerales y de flavonoides que reducen las infecciones, controlan el puso sanguíneo, la presión arterial y mantienen una visión saludable.
	PAPAYA comes from Central America. It has the highest content of vitamin C among fruits and lots of vitamin A and B-complex. Papaya is also valued as an excellent remedy against constipation.		**LA PAPAYA** proviene de Centroamérica. Tiene el contenido más alto en vitamina C de todas las frutas y mucha vitamina A y complejo B. La papaya es conocida por ser un excelente remedio contra el estreñimiento.
	PARSLEY and many other green herbs have great healing properties because of their high vitamin content of A, C, and K, and other nutrients that help reduce the risk of diabetes, cancers, and infections. The plant is native to the Mediterranean region.		**EL PEREJIL** y muchas otras hierbas verdes tienen grandes propiedades curativas debido a su alto contenido en vitamina A, C, K y otros nutrientes que ayudan a reducir el riesgo de diabetes, cáncer e infecciones. Esta planta es nativa de la región mediterránea.
	PEACHES probably originated in China. They are full of vital minerals, flavonoids, vitamins C, A, and beta-carotene. Peaches have antioxidant power, which protects a person from infectious diseases and ensures good eyesight.		**LOS DURAZNOS** se originaron probablemente en China. Están llenos de minerales vitales, flavonoides, vitaminas C y A y betacaroteno. Los duraznos tienen poderes antioxidantes que protegen a las personas de infecciones y aseguran una buena visión.
	PEARS were most likely bred in western China. They are less allergenic than many other fruits, and their juice can be fed to infants. They contain vitamins A, B, and C, iron, phosphorus, potassium, and calcium.		**LAS PERAS** seguramente se originaron en el oeste de China. Son menos alergénicas que otras frutas y su jugo puede ser consumido por niños pequeños. Contienen vitaminas A, B y C, hierro, fósforo, potasio y calcio.
	PEPPERS come in red, yellow, and green varieties, and can taste sweet or hot. All peppers are a good source of vitamins A, C, and K, but red peppers have the highest value. Their nutrients reduce inflammation—such as in arthritis and asthma—and support immunity.		**LOS PIMIENTOS** se pueden encontrar en variedades de rojo, amarillo y verde, y pueden tener un sabor de dulce a picante. Todos los pimientos son una buena fuente de vitaminas A, C y K, pero los pimientos rojos tienen el nivel más elevado. Sus nutrientes reducen inflamaciones tales como la artritis y el asma y mantienen el sistema inmunológico.

	English		Español
	PINEAPPLE is native to the tropics of the Americas. The fruit holds anti-inflammatory enzymes that help reduce swelling, sore throat, arthritis, and gout. Its A and C vitamins serve as antioxidants to keep a body's cells healthy.		**LA PIÑA** se originó en el trópico del continente americano. Esta fruta contiene enzimas antiinflamatorias que pueden ayudar a reducir la hinchazón, el dolor de garganta, la artritis y la gota. Sus vitaminas A y C sirven como antioxidantes para mantener las células del cuerpo sanas.
	PLUMS come in purple, yellow, and green varieties. They keep the digestive tract functioning well and are full of vitamins A, B-complex, C, and K, as well as minerals such as iron, potassium, and fluoride that build red blood cells and protect the heart.		**LAS CIRUELAS** se pueden encontrar de color púrpura, amarillo y en diferentes variedades de verde. Mantienen el sistema digestivo en buen funcionamiento y están llenas de vitaminas A, complejo B, C y K, así como minerales como el hierro, potasio y fluoruro que fortalecen las células rojas y protegen el corazón.
	POMEGRANATES come from Persia and have been eaten since ancient times. Their juice and seeds contain high levels of antioxidants that help fight arthritis, prostate and other cancers, and perhaps even Alzheimers disease.		**LAS GRANADAS** provienen de Persia y han sido consumidas desde la antigüedad. Su jugo y sus semillas contienen altos niveles de antioxidantes que ayudan a combatir la artritis, el cáncer de próstata y otras enfermedades, y quizás incluso la enfermedad de Alzheimer.
	POTATOES were introduced by the Indians from the Andes region of Peru and Bolivia. With their high level of starches, potatoes deliver needed energy to young bodies. Potatoes also contain lots of vitamin C and B-complex, which help digestion.		**LAS PATATAS** fueron introducidas por los indios de la región de los Andes del Perú y Bolivia. Debido a su alto contenido en fécula, las patatas brindan la energía necesaria a los cuerpos jóvenes. Las patatas también contienen mucha vitamina C y complejo B, el cual ayuda en la digestión.
	PUMPKINS are a gourd-like squash, first grown here in North America. They contain the highest level of vitamin A, supporting healthy skin and eyes, and vitamins B, C, and E for overall good health.		**LAS CALABAZAS** son calabacines de forma ovalada que se cultivaron originalmente en Norteamérica. Contienen una gran cantidad de vitamina A, que mantiene la piel y los ojos saludables. También contienen vitaminas B, C, y E para mantener la buena salud en general.
	RAISINS are a valuable strength-building dried fruit, full of iron that helps fight anemia. Raisins' potassium also reduces high blood pressure and heart rates; their B-vitamins and sucrose deliver high energy.		**LAS PASAS** son frutas secas valiosas para la energía del cuerpo, están llenas de hierro que ayuda a combatir la anemia. El potasio de las pasas reduce la presión arterial alta y el ritmo cardíaco; contienen vitaminas B y sacarosa que proveen gran energía.
	RICE--especially brown, unpolished rice—is an important food all over the world. It provides necessary starch and fiber, giving us the energy we need. Rice also contains beneficial vitamin B, calcium, iron, and phosphorus.		**EL ARROZ**, especialmente el integral, sin refinar, es un alimento importante alrededor del mundo. Suministra la fécula y fibra necesarias, dándonos la energía que necesitamos. El arroz también contiene vitamina B, calcio, hierro y fósforo, que son muy beneficiosos.
	SEEDS, such as sunflower or pumpkin seeds, contain healthy omega-3 fats, vitamins E and K, as well as minerals that help reduce inflammation, prevent osteoporosis, and improve bladder function.		**LAS SEMILLAS**, tales como las de girasol o las de calabaza, contienen grasas omega-3 saludables, vitaminas E y K y también minerales que ayudan a reducir la inflamación, evitar la osteoporosis y mejorar la función de la vejiga.
	SOYBEANS were first grown in northern China. They are the vegetable powerhouse, delivering lots of protein for growing bodies and helping to make hair, teeth, and nails strong.		**LAS HABAS** de soya fueron cultivadas en principio en el norte de China. Son excelentes porque brindan mucha proteína a los cuerpos en crecimiento y los ayuda en el desarrollo del pelo, los dientes y las uñas.
	SPINACH is native to southeastern Asia and Persia. It is one of the important greens, delivering many of the minerals, vitamins, and other nutrients that help strengthen muscles and prevent high blood pressure, heart attacks, and cataracts.		**LA ESPINACA** es nativa del sudeste asiático y de Persia. Es una de las verduras más importantes ya que contiene muchos de los minerales, vitaminas y otros nutrientes que ayudan a fortalecer los músculos y evitan la presión arterial, los infartos y las cataratas.

	English		Spanish

SQUASH provides the body with vitamins B and C, fiber, and potassium. Summer squashes are high in water content. Richly colored winter squashes contain more of the beta-carotene that benefits the heart.

EL CALABACÍN le suministra al cuerpo vitaminas B y C, fibra y potasio. El calabacín **DE VERANO** es rico en agua. Los calabacines coloridos de invierno contienen más betacaroteno, que beneficia al corazón.

STRAWBERRIES are a member of the rose family. They have been cultivated since early Roman times. The berries are not only delicious, they also lower bad cholesterol and high blood pressure. Their vitamins, minerals, and antioxidants help protect against cancer.

LAS FRESAS forman parte de la familia de la rosa. Han sido cultivadas desde el principio del Imperio Romano. Las bayas no son solamente deliciosas, también bajan el colesterol malo y la presión arterial alta. Sus vitaminas, minerales y antioxidantes protegen contra el cáncer.

SWEET POTATOES are full of vitamins A and C, calcium, and potassium. This root vegetable is considered one of the most complete foods. Its nutrients boost immunity and protect against inflammation.

LOS BONIATOS están llenos de vitaminas A y C, calcio y potasio. Este tubérculo está considerado como uno de los alimentos más completos. Sus nutrientes estimulan el sistema inmunológico y protegen contra las inflamaciones.

TOFU is a high-protein food made from coagulated soybean milk. This bean curd is often substituted for meat. The plant-based, high-protein product can help lower cholesterol and alleviate the risk of diabetes and heart disease.

EL TOFU es un alimento alto en proteína hecho de leche coagulada de soja. Esta cuajada es a menudo un substituto de la carne. Este producto vegetal alto en proteína puede ayudar a bajar el nivel de colesterol y aliviar el riesgo de diabetes y de enfermedades cardíacas.

TOMATOES—available in red and yellow varieties--are native to South America. They are full of potassium, vitamins A, C, and E, and especially lycopene, a powerful antioxidant that helps fight against aging and cancer.

LOS TOMATES --se pueden encontrar en rojo y variedades del amarillo-- se originaron en Sudamérica. Están llenos de potasio, vitaminas A, C y E y especialmente de licopeno, un poderoso antioxidante que ayuda a combatir la edad y el cáncer.

TURNIPS originated in northern Europe. They deliver a double punch: You can eat both the greens—with all the health benefits of spinach—as well as the bulbous root, a good source of vitamins and antioxidants.

LOS NABOS se originaron en el norte de Europa. Son doblemente útiles: la parte verde es tan beneficiosa como una espinaca, y la raíz bulbosa, una buena fuente de vitaminas y antioxidantes.

VEGETABLES, like fruit, are low in fats but full of health-promoting vitamins and minerals. They are important for robust growth and a strong immune system. Vegetables are also vital for one's digestion.

LAS VERDURAS, al igual que las frutas, son bajas en grasas pero llenas de vitaminas y minerales que contribuyen a la buena salud. Son importantes para un crecimiento robusto y un sistema inmunológico fuerte. Las verduras son también vitales para la digestión.

WALNUTS came from eastern Europe. Because of their high level of omega-3 fatty acids, they are so beneficial to one's heart health and cholesterol control, they should be eaten every day.

LAS NUECES provienen del este de Europa. Debido a su alto contenido en ácidos grasos omega-3, son tan beneficiosas para la salud cardíaca y el control del colesterol que deberían consumirse cada día.

WHOLE-WHEAT BREAD, or any whole-grain food, is a source of complex carbohydrates and important in keeping arteries and hearts healthy and protecting the body against diabetes.

EL PAN INTEGRAL o cualquier alimento integral es una fuente de carbohidratos complejos y es importante para mantener las arterias y los corazones saludables y para proteger el cuerpo contra la diabetes.

YOGURT, made from milk, is full of calcium for growing bones. Friendly bacteria such as bifidobacteria and lactobacilli have immune-boosting properties that help prevent the common cold and aid in digestion.

EL YOGUR, hecho de leche, está lleno de calcio que ayuda en el crecimiento de los huesos. Las bacterias benignas *bifidobacterium* y *lactobacillus* tienen propiedades que estimulan el sistema inmunológico, ayudando así a evitar el resfriado común y mejorando la digestión.